MIDNIGHT LIGHTS PUBLISHING HOUSE

PREZENTUJE:

NAJLEPSZA MAMA NA ŚWIECIE

PORÓD Z POCZUCIEM PEWNOŚCI SIEBIE

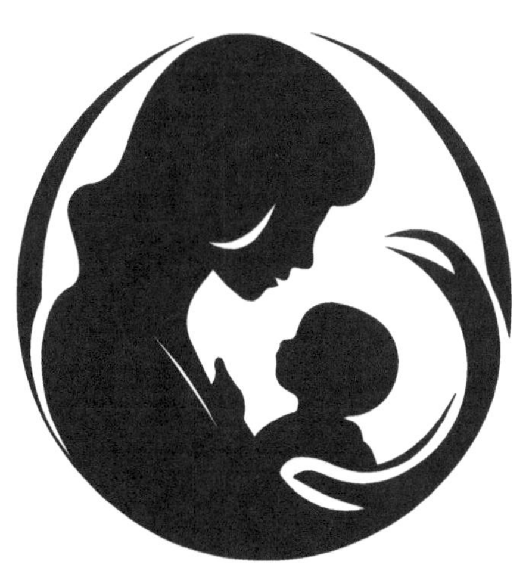

AUTORKA KSIĄŻKI:

RACHEL GUARDIAN

SPIS TREŚCI

Wprowadzenie..1

Zrozumienie etapów porodu...3

Tworzenie planu porodu..16

Opcje leczenia bólu podczas porodu.............................45

Rola partnera podczas porodu i narodzin......................63

Zakończenie...80

'Książka ta została przetłumaczona z języka angielskiego, przez co zdarza się, że w danym słowie wykorzystujemy synonimy. Szczególną trudność sprawiają nazwy własne, które staramy się stosować czasami również w oryginale, co może być szczególnie widoczne w przypadku przepisów. Jesteśmy jednak przekonani, że nie zaburzy to odbioru naszego poradnika i maksymalnie pomoże przyszłym mamom w ich niesamowitej podróży. Nie ma się czego bać!

Wprowadzenie

Zrozumienie znaczenia

Przyjście na świat nowego życia to niesamowita podróż, wypełniona oczekiwaniem, ekscytacją i być może nutką zdenerwowania. Wkraczając na tę ścieżkę ku macierzyństwu, ważne jest, aby zdać sobie sprawę ze znaczenia przygotowań do porodu i narodzin. Niniejszy rozdział ma na celu dostarczenie ci niezbędnej wiedzy i narzędzi, które pozwolą ci przejść przez to transformujące doświadczenie z pewnością siebie i spokojem.

Dlaczego przygotowanie ma znaczenie

Przygotowanie do porodu i narodzin to nie tylko wiedza o tym, czego się spodziewać; chodzi o wyposażenie się w odpowiednie informacje i zasoby, aby podejmować świadome decyzje po drodze. Im więcej wiesz o tym procesie, tym lepiej będziesz przygotowana do radzenia sobie z tym, co Cię czeka. Od etapów porodu po opcje leczenia bólu i tworzenie planu porodu, każdy aspekt przygotowania odgrywa kluczową rolę w zapewnieniu pozytywnego doświadczenia porodowego zarówno dla Ciebie, jak i Twojego dziecka.

Łagodzenie niepokoju dzięki wiedzy

Naturalne jest odczuwanie lęku przed nieznanym, zwłaszcza jeśli chodzi o coś tak monumentalnego jak poród. Jednak wiedza ma niezwykły sposób na złagodzenie niepokoju i zaszczepienie pewności siebie. Zagłębiając się w zawiłości porodu i narodzin, zyskasz głębsze zrozumienie tego, czego możesz się spodziewać, co pozwoli ci podejść do tego doświadczenia z poczuciem gotowości i spokoju.

Potęga posiadania planu

Jednym z najskuteczniejszych sposobów na złagodzenie niepokoju związanego z porodem jest posiadanie planu. Plan porodu służy jako mapa drogowa, określająca preferencje i priorytety dotyczące procesu porodu. Niezależnie od tego, czy chodzi o pożądane techniki radzenia sobie z bólem, kogo chcesz mieć na sali porodowej, czy też preferencje dotyczące opieki poporodowej, posiadanie planu gwarantuje, że Twoje życzenia zostaną jasno przekazane świadczeniodawcom opieki zdrowotnej i zespołowi wsparcia.

Podsumowanie

Podsumowując, przygotowanie do porodu jest istotnym krokiem na drodze do macierzyństwa.

Rozumiejąc ten proces i mając dobrze przemyślany plan, możesz podejść do porodu z pewnością siebie i spokojem. W tym rozdziale zagłębimy się w różne aspekty przygotowań, wyposażając cię w wiedzę i narzędzia potrzebne do poruszania się po tym niezwykłym doświadczeniu z wdziękiem i siłą.

Zrozumienie etapów porodu

Wyjaśnienie trzech etapów

Poród to złożony i skomplikowany proces, składający się z trzech odrębnych etapów: wczesnego, aktywnego i przejściowego. Każdy etap charakteryzuje się unikalnymi zmianami fizycznymi i emocjonalnymi, gdy ciało przygotowuje się do sprowadzenia dziecka na świat.

Wczesny poród:

Wczesny poród, znany również jako faza utajona, oznacza początek procesu porodowego. Na tym etapie szyjka macicy zaczyna się rozszerzać i rozwierać w ramach przygotowań do porodu. Skurcze mogą rozpoczynać się nieregularnie i przypominać łagodne skurcze menstruacyjne.

Skurcze te stopniowo stają się bardziej regularne, dłuższe i silniejsze w miarę postępu porodu.

Aktywny poród:

Gdy wczesny poród przechodzi w poród aktywny, skurcze nasilają się zarówno pod względem siły, jak i częstotliwości. Szyjka macicy nadal rozszerza się szybciej, zwykle osiągając na tym etapie około 6-7 centymetrów. Skurcze stają się bardziej regularne, występując co 3-5 minut i trwając około 45-60 sekund. Wiele kobiet uważa ten etap za najtrudniejszy, ponieważ intensywność skurczów wzrasta, wymagając skoncentrowanego oddychania i technik radzenia sobie.

Poród przejściowy:

Poród przejściowy to ostatni i najbardziej intensywny etap przed rozpoczęciem fazy parcia. Podczas tego etapu szyjka macicy rozszerza się z około 8 do 10 centymetrów, w pełni przygotowując ciało do porodu. Skurcze osiągają szczytową intensywność i występują częściej, często co 2-3 minuty. Możesz doświadczać szeregu wrażeń, w tym ucisku w okolicy miednicy, bólu pleców i silnej potrzeby parcia. Emocjonalnie, ten etap może być przytłaczający, ponieważ radzisz sobie z intensywnymi doznaniami fizycznymi i oczekiwaniem na spotkanie z dzieckiem.

Wnioski:

Zrozumienie trzech etapów porodu jest niezbędne dla przyszłych matek i ich zespołów wsparcia. Każdy etap niesie ze sobą własny zestaw wyzwań i kamieni milowych, podczas gdy ciało pracuje niestrudzenie, aby wydać dziecko na świat. Zapoznając się z charakterystyką każdego etapu, możesz lepiej przygotować się na nadchodzącą podróż i podejść do porodu z pewnością siebie i odpornością. W kolejnych częściach tego rozdziału zagłębimy się w każdy etap, badając zmiany fizyczne, strategie radzenia sobie i wskazówki dotyczące poruszania się po porodzie z wdziękiem i determinacją.

Szczegółowy podział każdego etapu

Wczesny poród:

Podczas wczesnego porodu szyjka macicy zaczyna się rozszerzać i rozwierać, przygotowując się do porodu. Skurcze mogą być początkowo łagodne i nieregularne, przypominające skurcze menstruacyjne. W miarę postępu porodu skurcze stają się bardziej regularne, dłuższe i silniejsze. Matka może zauważyć różowawą wydzielinę, znaną jako krwawy pokaz, gdy szyjka macicy mięknie i zaczyna się otwierać. Emocjonalnie może czuć się podekscytowana, zaniepokojona lub mieszać oba te uczucia, gdy uświadamia sobie, że poród się rozpoczął. Ważne jest, aby matka oszczędzała energię na tym etapie i utrzymywała nawodnienie poprzez picie płynów i spożywanie lekkich przekąsek.

Aktywny poród:

Aktywny poród charakteryzuje się nasilonymi skurczami i szybszym rozwarciem szyjki macicy. Skurcze stają się silniejsze, trwają około 45-60 sekund i występują co 3-5 minut. Matka może odczuwać ból pleców, ucisk w okolicy miednicy i uczucie ciężkości. Techniki oddechowe i ćwiczenia relaksacyjne stają się kluczowe dla radzenia sobie z bólem i utrzymania koncentracji. Emocjonalnie, matka może czuć się zdeterminowana i skupiona, gdy wchodzi w aktywną fazę porodu. Ważne jest, aby jej zespół wsparcia zapewniał jej zachętę i otuchę podczas tego intensywnego etapu.

Poród przejściowy:

Poród przejściowy to najbardziej intensywna faza przed rozpoczęciem fazy parcia. Szyjka macicy w pełni się rozwiera z około 8-10 centymetrów, sygnalizując zbliżające się nadejście dziecka. Skurcze osiągają szczytową intensywność, występując co 2-3 minuty i trwając do 90 sekund. Matka może odczuwać silny ucisk w okolicy miednicy i przytłaczającą potrzebę parcia. Emocjonalnie może odczuwać mieszankę podniecenia, wyczerpania i oczekiwania, przygotowując się na spotkanie z dzieckiem. Ważne jest, aby matka pozostała skupiona i utrzymywała techniki oddychania podczas tego trudnego etapu.

Wnioski:

Każdy etap porodu przynosi matce własny zestaw fizycznych i emocjonalnych doświadczeń. Zrozumienie, czego można się spodziewać na każdym etapie, może pomóc złagodzić niepokój i wzmocnić pozycję matki, aby mogła pewnie poruszać się po porodzie. Będąc poinformowaną, ćwicząc techniki radzenia sobie i mając u boku wspierający zespół porodowy, matka może podejść do porodu z odpornością i determinacją. W poniższych sekcjach przeanalizujemy różne strategie radzenia sobie i opcje leczenia bólu, aby pomóc matce poruszać się po każdym etapie porodu z wdziękiem i siłą.

Anegdoty z życia wzięte

Wczesny poród:

Sarah, matka po raz pierwszy, wspomina swoje doświadczenia z wczesnym porodem: "Pamiętam, że na początku porodu czułam mieszankę podekscytowania i zdenerwowania. Skurcze zaczęły się łagodnie i nieregularnie, ale gdy stały się częstsze, wiedziałam, że poród naprawdę się rozpoczął. Starałam się pozostać zrelaksowana i skupiona, chodząc na krótkie spacery po domu i ćwicząc głębokie oddychanie. To był surrealistyczny moment, kiedy wiedziałam, że w końcu spotkam się z moim dzieckiem".

Aktywny poród:

Jessica, matka dwójki dzieci, dzieli się swoimi doświadczeniami z aktywnego porodu: "Aktywny poród był co najmniej intensywny. Skurcze były jak rozbijające się o mnie fale i musiałam naprawdę skupić się na oddychaniu, aby poradzić sobie z bólem. Mój mąż był przy mnie, oferując słowa zachęty i wsparcia. Pamiętam uczucie determinacji, gdy każdy skurcz przybliżał mnie do spotkania z moim dzieckiem. To było trudne, ale świadomość, że koniec jest w zasięgu wzroku, trzymała mnie przy życiu".

Poród przejściowy:

Emily, matka trójki dzieci, opowiada o swoich doświadczeniach podczas porodu w okresie przejściowym: "Poród w okresie przejściowym był dla mnie zdecydowanie najtrudniejszą częścią porodu. Skurcze były nieustępliwe i czułam się, jakbym biegła w maratonie bez końca. Czułam silny ucisk w dolnej części pleców i miednicy, a chęć parcia była przytłaczająca. To była kolejka górska emocji - podniecenie, strach i oczekiwanie w jednym. Ale dzięki wsparciu mojego zespołu porodowego i myśli o trzymaniu dziecka w ramionach, znalazłam siłę, by iść naprzód".

Wnioski:

Te prawdziwe anegdoty oferują wgląd w różnorodne doświadczenia matek na każdym etapie porodu. Chociaż każda historia porodu jest wyjątkowa, istnieją wspólne wątki odporności, determinacji i niezachwianej miłości, jaką matki mają dla swoich dzieci. Słuchając historii innych kobiet, które przeszły tę ścieżkę wcześniej, przyszłe matki mogą znaleźć pocieszenie, inspirację i solidarność, przygotowując się do własnej podróży porodowej. W poniższych sekcjach zbadamy różne strategie radzenia sobie i opcje radzenia sobie z bólem, aby pomóc matkom poruszać się po każdym etapie porodu z wdziękiem i siłą.

Część zeszytu ćwiczeń:

Ćwiczenie refleksyjne nr 1: Pytania do dziennika

Poświęć trochę czasu na zastanowienie się nad swoim zrozumieniem etapów porodu, odpowiadając na poniższe pytania:

Jakie emocje pojawiają się, gdy myślisz o różnych etapach porodu?

____

____

____

____

Jak wyobrażasz sobie radzenie sobie z wyzwaniami na każdym etapie?

____

____

____

____

Czy są jakieś konkretne obawy lub wątpliwości dotyczące porodu i jak zamierzasz im zaradzić?

____

____

____

____

Jakie masz systemy wsparcia, które pomogą Ci przejść przez każdy etap porodu?

____

____

____

____

Na co najbardziej czekasz w procesie porodu?

Ćwiczenie refleksyjne 2: Wizualizacja

Zamknij oczy i wizualizuj siebie przechodzącą przez każdy etap porodu. Wyobraź sobie, że czujesz się spokojna, silna i sprawna, przechodząc przez wczesny poród, aktywny poród i poród przejściowy. Wyobraź sobie swój zespół wsparcia u boku, oferujący słowa zachęty i pocieszenia. Poświęć kilka chwil na głęboki oddech i połącz się z siłą i odpornością, które w tobie drzemią.

Ćwiczenie refleksyjne 3: Ustalanie intencji

Ustal intencje dla każdego etapu porodu, zapisując swoje cele i pragnienia związane z procesem porodu. Zastanów się, co chcesz osiągnąć fizycznie, emocjonalnie i duchowo na każdym etapie. Niezależnie od tego, czy chodzi o skupienie się na oddychaniu podczas aktywnego porodu, czy też na intensywności porodu przejściowego, ustalenie jasnych intencji może pomóc w kierowaniu nastawieniem i działaniami podczas całej podróży porodowej.

Ćwiczenie refleksyjne 4: Afirmacje

Stwórz afirmacje, które będą Cię wspierać na każdym etapie porodu. Zapisz pozytywne stwierdzenia, które rezonują z tobą i inspirują pewność siebie i siłę. Na przykład:

- "Ufam, że moje ciało jest w stanie urodzić moje dziecko".
- "Każdy skurcz przybliża mnie do spotkania z moim dzieckiem".
- "Jestem silna, zdolna i wspierana".
- "Przyjmuję intensywność porodu jako potężną podróż transformacji".

Ćwiczenie refleksyjne nr 5: Plan działania

Opracuj plan działania dla każdego etapu porodu w oparciu o swoje refleksje, wizualizacje, intencje i afirmacje. Zastanów się, jakie strategie radzenia sobie, środki zapewniające komfort i narzędzia wsparcia wykorzystasz podczas wczesnego porodu, aktywnego porodu i porodu przejściowego. Zapisz swój plan działania i przechowuj go w łatwo dostępnym miejscu, aby móc się do niego odwoływać w razie potrzeby podczas porodu.

____

____

____

____

____

____

____

____

____

____

____

____

____

____

____

____

____

____

____

____

____

____

____

____

Lista kontrolna: Ocena zrozumienia etapów porodu

Skorzystaj z poniższej listy kontrolnej, aby ocenić swoje zrozumienie etapów porodu:

Wczesny poród:

- Rozumiem, że wczesny poród oznacza początek procesu narodzin.
- Potrafię opisać zmiany zachodzące w szyjce macicy podczas wczesnego porodu.
- Wiem, że skurcze podczas wczesnego porodu mogą być łagodne i nieregularne.

Aktywny poród:

- Rozumiem, że aktywny poród charakteryzuje się nasilonymi skurczami.
- Znam typową częstotliwość i czas trwania skurczów podczas aktywnego porodu.
- Jestem świadoma fizycznych doznań i wyzwań powszechnie doświadczanych podczas aktywnego porodu.

Poród przejściowy:

- Rozumiem znaczenie porodu przejściowego jako ostatniego etapu przed parciem.
- Potrafię opisać zmiany zachodzące w szyjce macicy podczas porodu przejściowego.
- Znam emocjonalną i fizyczną intensywność skurczów podczas porodu przejściowego.

Refleksja:

- Zastanowiłam się nad moimi emocjami i uczuciami związanymi z każdym etapem porodu.
- Wizualizowałam siebie przechodzącą przez każdy etap porodu z siłą i pewnością siebie.
- Ustaliłam intencje i afirmacje, które poprowadzą mnie przez proces porodu.

Plan działania:

- Opracowałam plan działania dotyczący zarządzania każdym etapem porodu w oparciu o moje refleksje i intencje.
- Zidentyfikowałam strategie radzenia sobie i środki zapewniające komfort do wykorzystania podczas wczesnego porodu, aktywnego porodu i porodu przejściowego.
- Czuję się przygotowana i upoważniona do poruszania się po etapach porodu z wdziękiem i odpornością.

Dodatkowe uwagi:

- Omówiłam z lekarzem moje zrozumienie etapów porodu.
- Podzieliłam się swoimi preferencjami i priorytetami porodowymi z moim zespołem wsparcia porodowego.

- Jestem przekonana, że potrafię bronić swoich praw i podejmować świadome decyzje podczas porodu.

Wypełniając tę listę kontrolną, możesz upewnić się, że dokładnie rozumiesz etapy porodu i jesteś dobrze przygotowana do poruszania się po procesie porodu z pewnością siebie i jasnością. Jeśli masz jakiekolwiek pytania lub wątpliwości, nie wahaj się szukać dalszych informacji i wsparcia u swojego lekarza lub zespołu wsparcia porodowego.

Tworzenie planu porodu

Definicja i cel

Plan porodu to pisemny dokument określający preferencje i priorytety dotyczące porodu, połogu i opieki poporodowej. Służy on jako narzędzie komunikacji między Tobą, Twoim lekarzem i zespołem wspierającym poród, zapewniając, że wszyscy są na tej samej stronie, jeśli chodzi o Twoje życzenia dotyczące porodu. Podstawowym celem planu porodu jest wzmocnienie Twojej pozycji, abyś mogła popierać rodzaj porodu, którego pragniesz i pomóc Ci poczuć większą kontrolę w tym potencjalnie przytłaczającym czasie.

Definicja planu porodu:

Plan porodu to spersonalizowany dokument, który pozwala wyrazić preferencje i życzenia dotyczące różnych aspektów porodu, porodu i opieki poporodowej. Obejmuje on szeroki zakres tematów, w tym preferencje dotyczące leczenia bólu, pozycji porodowych, interwencji i decyzji dotyczących opieki nad noworodkiem. Chociaż ważne jest, aby być elastycznym i otwartym, plan porodu zapewnia ramy do omówienia swoich życzeń z lekarzem i zapewnia, że Twój głos zostanie wysłuchany podczas całego procesu porodu.

Cel planu porodu:

Cel planu porodu jest wieloaspektowy i obejmuje kilka kluczowych celów:

- **Komunikacja:** Plan porodu służy jako narzędzie do otwartej i szczerej komunikacji między Tobą, Twoim lekarzem i zespołem wspierającym poród. Pozwala on jasno wyrazić preferencje i oczekiwania, zapewniając, że wszyscy zaangażowani w opiekę są świadomi Twoich życzeń.
- **Upełnomocnienie:** Tworząc plan porodu, bierzesz aktywną rolę w swoim porodzie. Dzięki temu możesz bronić siebie i

podejmować świadome decyzje dotyczące opieki w oparciu o swoje wartości, przekonania i preferencje.

- **Personalizacja:** Każde doświadczenie porodowe jest wyjątkowe, a plan porodu pozwala spersonalizować opiekę, aby dostosować ją do indywidualnych potrzeb i pragnień. Niezależnie od tego, czy wolisz naturalny, niemedykowany poród, czy też masz określone preferencje dotyczące leczenia bólu i interwencji, plan porodu zapewnia, że opieka jest dostosowana do Twoich preferencji.
- **Zmniejszenie niepokoju:** Proces tworzenia planu porodu może pomóc złagodzić niepokój i niepewność związaną z porodem. Rozważając różne scenariusze i omawiając swoje opcje z lekarzem, możesz czuć się bardziej przygotowana i pewna siebie, zbliżając się do porodu.
- **Ułatwienie współpracy:** Plan porodu sprzyja współpracy i partnerstwu między Tobą a Twoim lekarzem. Zachęca do otwartego dialogu i wspólnego podejmowania decyzji, zapewniając, że jesteś aktywnie zaangażowana w proces decyzyjny na każdym etapie.

Podsumowując, plan porodu jest cennym narzędziem do wyrażania swoich preferencji i priorytetów dotyczących porodu, umożliwiając ci odgrywanie aktywnej roli w opiece i zapewniając, że twój głos jest słyszany podczas całego procesu porodu. W kolejnych częściach tego rozdziału omówimy, jak stworzyć plan porodu, co należy w nim uwzględnić i jak skutecznie przekazać swoje życzenia lekarzowi.

Przewodnik krok po kroku dotyczący tworzenia planu porodu

Tworzenie planu porodu może wydawać się zniechęcające, ale podzielenie go na łatwe do opanowania kroki może pomóc uprościć ten proces. Postępuj zgodnie z tym przewodnikiem krok po kroku, aby stworzyć kompleksowy plan porodu, który odzwierciedla Twoje preferencje i priorytety dotyczące porodu, porodu i opieki poporodowej:

Krok 1: Badania i edukacja

Zanim zaczniesz opracowywać swój plan porodu, poświęć czas na zdobycie wiedzy na temat dostępnych opcji porodu. Zapoznaj się z różnymi metodami porodu, technikami radzenia sobie z bólem, interwencjami i praktykami opieki poporodowej. Uczęszczaj na zajęcia z edukacji okołoporodowej, czytaj książki i zasięgaj porad

zaufanych pracowników służby zdrowia, aby mieć
pewność, że podejmujesz świadome decyzje.
Szczerze polecamy pozostałe książki z naszej serii!

Krok 2: Zastanów się nad swoimi preferencjami

Zastanów się nad własnymi wartościami,
przekonaniami i preferencjami dotyczącymi
porodu. Zastanów się, jaki rodzaj porodu sobie
wyobrażasz i co jest dla Ciebie najważniejsze.
Zastanów się nad pożądanym poziomem
interwencji medycznej, preferencjami dotyczącymi
leczenia bólu i wszelkimi specjalnymi względami
dotyczącymi porodu, porodu i opieki poporodowej.

Krok 3: Skonsultuj się ze swoim lekarzem

Zaplanuj wizytę prenatalną, aby omówić swój plan
porodu z lekarzem. Może on dostarczyć cennych
spostrzeżeń, odpowiedzieć na wszelkie pytania i
zaoferować wskazówki w oparciu o historię
medyczną i indywidualne okoliczności. Lekarz
może również pomóc Ci zrozumieć dostępne opcje
i dostosować plan porodu do Twoich potrzeb
zdrowotnych.

Krok 4: Nakreśl swój plan porodu

Rozpocznij tworzenie planu porodu od określenia
kluczowych preferencji i priorytetów, które chcesz

uwzględnić. Podziel swój plan porodu na sekcje obejmujące różne aspekty porodu, połogu i opieki poporodowej. Niektóre typowe sekcje do rozważenia obejmują:

- Preferencje dotyczące porodu: Uwzględnij swoje preferencje dotyczące pozycji porodowych, ruchu, nawodnienia oraz jedzenia/picia podczas porodu.
- Leczenie bólu: Przedstaw swoje preferencje dotyczące opcji radzenia sobie z bólem, takich jak naturalne techniki (np. ćwiczenia oddechowe, masaż) lub interwencje medyczne (np. znieczulenie zewnątrzoponowe).
- Interwencje: Określ preferencje dotyczące interwencji medycznych, takich jak monitorowanie płodu, indukcja, augmentacja i nacięcie krocza.
- Preferencje dotyczące porodu: Opisz swoje preferencje dotyczące pozycji do parcia, wsparcia krocza i tego, kto ma być obecny podczas porodu.
- Opieka poporodowa: Uwzględnij swoje preferencje dotyczące bezpośrednich praktyk poporodowych, takich jak opóźnione zaciskanie pępowiny, kontakt skóra do skóry i karmienie piersią.
- Opieka nad noworodkiem: Przedstaw swoje preferencje dotyczące procedur dla

noworodków, takich jak podawanie
witaminy K, maści do oczu i obrzezanie
(jeśli dotyczy).

Krok 5: Przegląd i poprawki

Po nakreśleniu planu porodu, przejrzyj go uważnie,
aby upewnić się, że dokładnie odzwierciedla twoje
preferencje i priorytety. Poproś o opinię swojego
partnera, doulę lub innych członków zespołu
wsparcia. Wprowadź wszelkie niezbędne poprawki,
aby wyjaśnić swoje życzenia i upewnić się, że plan
porodu jest kompleksowy i łatwy do zrozumienia.

Krok 6: Przekaż swój plan porodu

Podziel się swoim planem porodu z lekarzem i
zespołem wspierającym poród na długo przed
terminem porodu. Omów wszelkie pytania lub
wątpliwości i upewnij się, że wszystkie osoby
zaangażowane w opiekę nad Tobą rozumieją Twoje
preferencje i są zaangażowane we wspieranie
Twojego planu porodu. Zachowaj kopię swojego
planu porodu podczas porodu i połogu i bądź
przygotowana, aby w razie potrzeby bronić swoich
życzeń.

Postępując zgodnie z tym przewodnikiem krok po
kroku, możesz stworzyć spersonalizowany plan
porodu, który odzwierciedla Twoje wartości,

preferencje i priorytety dotyczące porodu.
Pamiętaj, że elastyczność jest kluczowa i bądź
otwarta na zmiany w miarę rozwoju porodu. Twój
plan porodu jest cennym narzędziem, które
pozwoli Ci walczyć o to, jakiego porodu pragniesz i
sprawi, że Twój głos zostanie usłyszany podczas
całego procesu porodu.

Arkusz spersonalizowanego planu porodu

Imię:
Termin porodu:

Preferencje pracownicze:

- Środowisko porodu:
  o Preferuję ciche i słabo oświetlone otoczenie
    podczas porodu.
  o Chciałabym przynieść osobiste przedmioty z
    domu, takie jak muzyka, olejki eteryczne lub
    przedmioty zapewniające komfort.
- Pozycje porodowe:
  o Chciałabym mieć swobodę poruszania się i
    zmiany pozycji podczas porodu.
  o Wolę rodzić w wodzie (jeśli jest dostępna) w
    celu złagodzenia bólu.
- Nawodnienie i odżywianie:

o   Chciałabym pozostać nawodniona podczas porodu i wolę pić klarowne płyny lub chipsy lodowe.
o   Wolę jeść lekkie przekąski lub mieć dostęp do lekkich posiłków podczas porodu.

Preferencje dotyczące leczenia bólu:

*   Naturalna ulga w bólu:
o   Planuję stosować naturalne techniki radzenia sobie z bólem, takie jak ćwiczenia oddechowe, masaż i wizualizacja.
o   Chciałabym użyć piłki porodowej lub innych środków zapewniających komfort w celu złagodzenia bólu.
*   Medyczne uśmierzanie bólu:
o   W razie potrzeby jestem otwarty na stosowanie medycznych metod uśmierzania bólu, takich jak znieczulenie zewnątrzoponowe.
o   Wolę unikać medycznych metod uśmierzania bólu i stawiam na metody naturalne.

Interwencje:

*   Monitorowanie płodu:
o   Preferuję przerywane monitorowanie płodu, aby umożliwić swobodę ruchów podczas porodu.
o   Jestem otwarta na ciągłe monitorowanie płodu, jeśli mój lekarz uzna to za konieczne.

- **Indukcja/Augmentacja:**
  o Jeśli to możliwe, wolę unikać indukcji lub augmentacji porodu.
  o Jestem otwarta na indukcję lub augmentację, jeśli jest to wskazane z medycznego punktu widzenia lub jeśli poród się zatrzyma.
- **Nacięcie krocza:**
  o Wolę uniknąć nacięcia krocza i chciałabym wypróbować masaż krocza i ciepłe okłady w celu wsparcia krocza.
  o Jestem otwarta na nacięcie krocza, jeśli lekarz uzna to za konieczne, aby zapobiec rozerwaniu.

Preferencje dotyczące porodu:

- **Pozycje parcia:**
  o Wolę podążać za instynktem mojego ciała przy wyborze pozycji do parcia, takich jak kucanie, klęczenie lub korzystanie ze stołka porodowego.
  o Chciałabym uzyskać wskazówki i wsparcie od mojego pracownika służby zdrowia przy wyborze pozycji do parcia.
- **Wsparcie krocza:**
  o Chciałabym delikatnego wsparcia krocza i zachęty, aby zapobiec pęknięciu.
  o Wolę unikać ukierunkowanego parcia i chciałabym podążać za wskazówkami mojego ciała dotyczącymi parcia.

Opieka poporodowa:

- Natychmiastowy kontakt skóra do skóry:
  o Chciałabym mieć natychmiastowy kontakt skóra do skóry z moim dzieckiem po porodzie, jeśli to możliwe.
  o Chciałabym, aby mój partner lub osoba wspierająca miała kontakt skóra do skóry z naszym dzieckiem, jeśli nie będę w stanie tego zrobić.
- Karmienie piersią:
  o Planuję karmić piersią moje dziecko natychmiast po urodzeniu i wolę mieć nieprzerwany czas na karmienie piersią.
  o W razie potrzeby chciałabym uzyskać wsparcie i wskazówki od konsultantów laktacyjnych.
- Opóźnione zaciśnięcie pępowiny:
  o Preferuję opóźnione zaciśnięcie pępowiny, aby umożliwić optymalny transfer krwi i składników odżywczych do mojego dziecka.
  o Jestem otwarta na natychmiastowe zaciśnięcie pępowiny, jeśli jest to wskazane z medycznego punktu widzenia.

Opieka nad noworodkiem:

- Podawanie witaminy K:
  o Wolę, aby moje dziecko otrzymywało witaminę K w zastrzyku wkrótce po urodzeniu.
  o Preferuję doustne podawanie witaminy K mojemu dziecku.
- Maść do oczu:

o   Wolę, aby moje dziecko otrzymywało maść do oczu w celu zapobiegania noworodkowemu zapaleniu spojówek.
o   Przed podjęciem decyzji chciałbym omówić ryzyko i korzyści związane ze stosowaniem maści do oczu z moim lekarzem.

●   Obrzezanie (jeśli dotyczy):

o   Chciałbym, aby moje dziecko zostało poddane obrzezaniu wkrótce po urodzeniu.
o   Wolę opóźnić lub zrezygnować z obrzezania i podjąć decyzję w późniejszym terminie.

Dodatkowe preferencje lub komentarze:

____

____

____

____

____

____

____

____

____

____

____

____

____

____

____

____

____

____

____

____

____

____

____

- **Sugestie dotyczące elastyczności w planie, ponieważ poród może być nieprzewidywalny:**

  Otwartość na zmiany: Zawrzyj w swoim planie porodu oświadczenie wyrażające zrozumienie, że mogą pojawić się okoliczności wymagające odstępstw od pierwotnego planu. Potwierdź, że ufasz osądowi swojego lekarza i jesteś otwarta na zmiany, jeśli będzie to konieczne dla bezpieczeństwa i dobrego samopoczucia Ciebie i Twojego dziecka.

- **Priorytet dla zdrowia i bezpieczeństwa**: Podkreśl w swoim planie porodu, że Twoim ostatecznym celem jest bezpieczny i zdrowy poród zarówno dla Ciebie, jak i Twojego dziecka. Podkreśl, że chcesz być elastyczna i podejmować decyzje w oparciu o zalecenia medyczne i praktyki oparte na dowodach.

- **Alternatywne opcje**: Uwzględnij alternatywne opcje lub preferencje dla różnych scenariuszy, które mogą pojawić się podczas porodu. Na przykład, jeśli początkowo preferujesz poród naturalny, ale interwencja medyczna staje się konieczna, określ swoje preferencje dotyczące technik radzenia sobie z bólem lub interwencji, z którymi czułabyś się komfortowo.

- **Zaufaj zespołowi porodowemu**: Wyraź zaufanie do swojego zespołu porodowego, w tym lekarza, pielęgniarek i osób wspierających. Poinformuj ich, że ufasz ich wiedzy i osądowi w prowadzeniu Cię przez proces porodu oraz że z zadowoleniem przyjmujesz ich wkład i wskazówki.

- **Skup się na komunikacji**: Podkreśl znaczenie ciągłej komunikacji między Tobą a Twoim zespołem porodowym podczas porodu i połogu. Zachęcaj do otwartego dialogu i współpracy oraz wyrażaj gotowość do omówienia wszelkich zmian lub obaw, które pojawią się w trakcie porodu.

- **Pozostań poinformowana**: Bądź na bieżąco z opcjami i alternatywami dla różnych aspektów porodu. Zdobądź wiedzę na temat potencjalnych interwencji, procedur oraz związanego z nimi ryzyka i korzyści, abyś mogła podejmować świadome decyzje w danym momencie.

- **Przygotuj się psychicznie**: Ćwicz techniki relaksacyjne, wizualizację i ćwiczenia uważności, które pomogą Ci zachować spokój i koncentrację podczas porodu. Pamiętaj, że gotowość psychiczna i pozytywne nastawienie mogą pomóc Ci dostosować się do zmieniających się okoliczności z wdziękiem i odpornością.
- **Zaufaj swoim instynktom**: Zaufaj swoim instynktom i intuicji podczas porodu. Słuchaj swojego ciała i komunikuj swoje potrzeby i preferencje zespołowi porodowemu. Twój instynkt często może pomóc Ci w podjęciu decyzji, które będą odpowiednie dla Ciebie i Twojego dziecka.

Włączając te sugestie dotyczące elastyczności do swojego planu porodu, możesz podejść do porodu z poczuciem gotowości i otwartości, wiedząc, że jesteś gotowa dostosować się do wszelkich zwrotów akcji.

Porady dotyczące komunikowania planu porodu z pracownikami służby zdrowia

Skuteczne przekazywanie planu porodu świadczeniodawcom opieki zdrowotnej ma zasadnicze znaczenie dla zapewnienia, że wszyscy zaangażowani w opiekę są świadomi Twoich preferencji i priorytetów dotyczących porodu. Oto kilka wskazówek, jak skutecznie przekazać swój plan porodu personelowi medycznemu:

- **Zaplanuj wizytę prenatalną:** Umów się na wizytę prenatalną specjalnie w celu omówienia planu porodu z lekarzem. Zapewni to czas na zadawanie pytań, dzielenie się preferencjami i rozwiązywanie wszelkich wątpliwości.
- **Przynieś kopię swojego planu porodu:** Przynieś wydrukowaną kopię swojego planu porodu na wizytę prenatalną, aby przekazać ją swojemu lekarzowi. Dzięki temu będzie on miał pisemny zapis twoich preferencji i będzie mógł się do niego odwoływać podczas porodu.
- **Bądź jasna i konkretna:** Jasno określ swoje preferencje i priorytety w planie porodu, używając w miarę możliwości konkretnego języka i przykładów. Unikaj niejasnych lub dwuznacznych stwierdzeń i podaj tyle szczegółów, ile potrzeba, aby upewnić się, że Twoje życzenia są zrozumiałe.
- **Poproś o opinię:** Zachęcaj do otwartego dialogu ze swoim lekarzem, prosząc go o opinię i wkład w plan porodu. Mogą oni zaoferować cenne spostrzeżenia, sugestie lub alternatywne opcje w oparciu o swoją wiedzę i doświadczenie.

- **Przedyskutuj potencjalne scenariusze:** Przygotuj się na omówienie potencjalnych scenariuszy lub komplikacji, które mogą pojawić się podczas porodu oraz tego, jak Twoje preferencje mogą się zmienić w odpowiedzi na te okoliczności. Omów opcje zarządzania bólem, interwencje i alternatywne plany porodu, jeśli to konieczne.

- **Odpowiedz na wątpliwości i pytania:** Poświęć czas na omówienie wszelkich wątpliwości i pytań dotyczących planu porodu ze swoim lekarzem. Może on udzielić informacji, uspokoić i wyjaśnić, abyś czuła się pewna swoich decyzji.

- **Ustal plan komunikacji podczas porodu:** Omów, w jaki sposób będziesz komunikować swoje preferencje i podejmować decyzje podczas porodu. Wyjaśnij, kto będzie Twoim głównym punktem kontaktowym i w jaki sposób będziesz informować o wszelkich zmianach lub aktualizacjach planu porodu.

- **Dokumentuj zgodę:** Upewnij się, że wszelkie decyzje lub zmiany podjęte podczas porodu są udokumentowane i potwierdzone Twoją zgodą. Pomaga to zachować przejrzystość i odpowiedzialność za opiekę.

- **Przeglądaj i aktualizuj w razie potrzeby:** Regularnie przeglądaj i aktualizuj swój plan porodu w miarę postępu ciąży i ewolucji twoich preferencji. Informuj swojego lekarza o wszelkich zmianach lub aktualizacjach, aby upewnić się, że jest on świadomy Twoich aktualnych życzeń.

- **Wyraź wdzięczność:** Na koniec wyraź wdzięczność swojemu lekarzowi za jego wsparcie i współpracę w osiągnięciu pożądanego przez Ciebie porodu. Doceń ich zaangażowanie w zapewnienie spersonalizowanej, skoncentrowanej na pacjencie opieki przez cały okres ciąży, porodu i połogu.

Postępując zgodnie z tymi wskazówkami, możesz skutecznie komunikować swój plan porodu ze swoimi lekarzami, wspierając współpracę, wzajemne zrozumienie i zaufanie podczas przygotowań do porodu. Pamiętaj, że jasna i otwarta komunikacja jest kluczem do zapewnienia, że poród będzie zgodny z Twoimi preferencjami i priorytetami.

Sekcja zeszytu ćwiczeń: Tworzenie planu porodu

W tej interaktywnej części podręcznika będziesz wykonywać ćwiczenia, które pomogą Ci stworzyć spersonalizowany plan porodu, odzwierciedlający Twoje preferencje i priorytety dotyczące porodu, połogu i opieki poporodowej. Nie spiesz się, aby

wykonać każde ćwiczenie w sposób przemyślany i
dokładny.

Ćwiczenie 1: Zastanowienie się nad swoimi preferencjami

Poświęć chwilę na zastanowienie się nad swoimi
wartościami, przekonaniami i pragnieniami
dotyczącymi porodu. Zastanów się, jakie aspekty
porodu, połogu i opieki poporodowej są dla Ciebie
najważniejsze. Skorzystaj z poniższych wskazówek,
aby poprowadzić swoją refleksję:

Jakiego rodzaju doświadczenie porodowe sobie
wyobrażasz?

____

____

____

____

____

Jakie są Twoje priorytety i preferencje dotyczące
leczenia bólu podczas porodu?

____

____

____

____

____

Czy są jakieś konkretne interwencje lub procedury,
których chcesz uniknąć lub które chcesz
uwzględnić w swoim planie porodu?

Jak wyobrażasz sobie swój najbliższy okres po porodzie, w tym więź z dzieckiem i karmienie piersią?

Jaką rolę chcesz, aby Twój partner lub osoba wspierająca odegrała w Twoim porodzie?

Ćwiczenie 2: Tworzenie planu porodu

Korzystając ze spostrzeżeń uzyskanych w Ćwiczeniu 1, rozpocznij tworzenie planu porodu, wypełniając poniższe sekcje:

Preferencje dotyczące porodu: Opisz swoje preferencje dotyczące środowiska porodowego, pozycji porodowych oraz nawodnienia/odżywiania podczas porodu.

Preferencje dotyczące uśmierzania bólu: Przedstaw swoje preferencje dotyczące naturalnych technik uśmierzania bólu, medycznych metod uśmierzania bólu oraz swojego podejścia do bólu podczas porodu.

Interwencje: Określ swoje preferencje dotyczące monitorowania płodu, indukcji/augmentacji, nacięcia krocza i wszelkich innych interwencji medycznych.

Preferencje dotyczące porodu: Opisz swoje preferencje dotyczące pozycji do parcia, wsparcia krocza i tego, kto ma być obecny podczas porodu.

____

____

____

____

____

____

Opieka poporodowa: Uwzględnij swoje preferencje dotyczące natychmiastowego kontaktu skóra do skóry, wsparcia w karmieniu piersią i wszelkich innych pożądanych praktyk poporodowych.

____

____

____

____

____

____

Opieka nad noworodkiem: Przedstaw swoje preferencje dotyczące procedur dla noworodków, takich jak podawanie witaminy K, maści do oczu i obrzezanie (jeśli dotyczy).

____

____

____

____

____

Ćwiczenie 3: Przegląd i korekta

Przejrzyj wypełniony plan porodu i zastanów się
nad następującymi pytaniami:

Czy Twój plan porodu dokładnie odzwierciedla
Twoje preferencje i priorytety dotyczące porodu?

Czy są jakieś obszary, w których czujesz się
niepewny lub niezdecydowany? Jeśli tak, poświęć
trochę czasu na zbadanie i zastanowienie się nad
tymi tematami.

Czy uwzględniono alternatywne opcje lub
preferencje dla różnych scenariuszy, które mogą
wystąpić podczas porodu?

____

____

Czy omówiłaś swój plan porodu ze swoim lekarzem
i otrzymałaś jego opinię lub uwagi?

____

____

____

____

____

Ćwiczenie 4: Komunikowanie planu porodu

Zastanów się, w jaki sposób przekażesz swój plan
porodu lekarzowi i zespołowi wspierającemu
poród. Rozważ następujące pytania:

Kiedy i w jaki sposób podzielisz się swoim planem
porodu z lekarzem?

____

____

____

____

____

Czy są jakieś konkretne pytania lub wątpliwości,
które chcesz omówić ze swoim lekarzem w związku
z planem porodu?

____

____

____

____

____

W jaki sposób upewnisz się, że Twój zespół wspierający poród jest świadomy Twoich preferencji i zaangażowany we wspieranie Twojego planu porodu?

____

____

____

____

Ćwiczenie 5: Ćwiczenie elastyczności

Zastanów się nad znaczeniem elastyczności w swoim planie porodu i nad tym, jak podejdziesz do nieoczekiwanych zmian lub odstępstw od planu podczas porodu. Rozważ następujące pytania:

W jaki sposób zachowasz otwarty sposób myślenia i pozostaniesz elastyczny w odpowiedzi na zmiany lub nieoczekiwane okoliczności podczas porodu?

____

____

____

____

Jakie strategie lub mechanizmy radzenia sobie wykorzystasz, aby dostosować się do zmian w swoim planie porodu, zachowując poczucie sprawczości i sprawczości?

____

____

____

____

____

W jaki sposób będziesz komunikować swoje preferencje i podejmować decyzje na bieżąco, jeśli plan porodu będzie wymagał korekty?

____

____

____

____

Wykonując te interaktywne ćwiczenia, stworzysz kompleksowy i spersonalizowany plan porodu, który odzwierciedla Twoje wartości, preferencje i priorytety dotyczące porodu. Pamiętaj, że Twój plan porodu jest elastycznym przewodnikiem, który może ewoluować wraz z postępem ciąży i zmieniającymi się okolicznościami. Pozostań otwarta na nowe informacje, zaufaj swojemu instynktowi i podejdź do porodu z pewnością siebie i odpornością.

Lista kontrolna planu porodu

Skorzystaj z poniższej listy kontrolnej, aby upewnić się, że w swoim planie porodu uwzględniłaś wszystkie niezbędne aspekty:

Preferencje dotyczące porodu:

- Preferencje dotyczące środowiska porodu (np. oświetlenie, atmosfera)
- Pozycje porodowe (np. stanie, chodzenie, kula porodowa)
- Preferencje dotyczące nawodnienia i odżywiania podczas porodu
- Preferencje dotyczące osób wspierających podczas porodu

Preferencje dotyczące leczenia bólu:

- Preferencje dotyczące naturalnych technik uśmierzania bólu (np. ćwiczenia oddechowe, masaż)
- Preferencje dotyczące medycznych metod leczenia bólu (np. znieczulenie zewnątrzoponowe)
- Strategie radzenia sobie z bólem i dyskomfortem podczas porodu

Interwencje:

- Preferencje dotyczące monitorowania płodu (np. monitorowanie przerywane, monitorowanie ciągłe)
- Preferencje dotyczące indukcji lub przyspieszenia porodu
- Preferencje dotyczące nacięcia krocza (jeśli dotyczy)

- Preferencje dotyczące innych interwencji medycznych lub procedur podczas porodu i połogu

Preferencje dotyczące porodu:

- Preferencje dotyczące pozycji do parcia (np. kucanie, leżenie na boku)
- Preferencje dotyczące wsparcia krocza i postępowania w przypadku pęknięcia krocza
- Preferencje dotyczące obecności podczas porodu (np. partner)

Opieka poporodowa:

- Preferencje dotyczące natychmiastowego kontaktu skóra do skóry z dzieckiem
- Preferencje dotyczące rozpoczęcia i wsparcia karmienia piersią
- Preferencje dotyczące procedur dla noworodków (np. podawanie witaminy K, maści do oczu)

Opieka nad noworodkiem:

- Preferencje dotyczące opóźnionego zaciśnięcia pępowiny

- Preferencje dotyczące karmienia noworodka (np. karmienie piersią, karmienie mieszanką)
- Preferencje dotyczące procedur dla noworodków (np. obrzezanie, badania przesiewowe słuchu)

Dodatkowe względy:

- Wszelkie specjalne względy lub preferencje specyficzne dla danej sytuacji (np. preferencje kulturowe lub religijne).
- Plany awaryjne na wypadek nieoczekiwanych okoliczności lub zmian w planie porodu
- Plan komunikacji w celu omówienia planu porodu z lekarzem i zespołem wspierającym poród
- Proces przeglądu i rewizji w celu aktualizacji planu porodu w razie potrzeby w trakcie ciąży.

Wypełniając tę listę kontrolną, możesz upewnić się, że Twój plan porodu obejmuje wszystkie niezbędne aspekty i odzwierciedla Twoje preferencje i priorytety dotyczące porodu, porodu i opieki poporodowej. Regularnie przeglądaj swój plan porodu i w razie potrzeby dokonuj aktualizacji, aby upewnić się, że jest on aktualny i dostosowany do zmieniających się preferencji i okoliczności.

Opcje leczenia bólu podczas porodu

Przegląd technik radzenia sobie z bólem

Zarządzanie bólem podczas porodu jest krytycznym aspektem przygotowania do porodu, a przyszli rodzice często badają różne techniki radzenia sobie z intensywnością skurczów porodowych. Ten rozdział zawiera przegląd różnych opcji radzenia sobie z bólem, w tym zarówno medycznych, jak i niemedycznych, aby pomóc w podejmowaniu świadomych decyzji dotyczących porodu.

Techniki oddychania:

Techniki kontrolowanego oddychania, takie jak powolne oddychanie, oddychanie wzorcowe i głębokie oddychanie, mogą pomóc zachować spokój i koncentrację podczas skurczów. Ćwiczenia oddechowe mogą również promować relaksację i zmniejszać uczucie napięcia i niepokoju.

o   *Zalety:* Ćwiczenia oddechowe są łatwe do nauczenia i można je wykonywać w dowolnym miejscu. Promują relaksację, zmniejszają napięcie i zapewniają poczucie kontroli podczas porodu.

o   *Wady:* Opanowanie technik oddechowych może zająć trochę czasu i mogą one być mniej skuteczne w radzeniu sobie z silnym bólem.

Ruch i pozycjonowanie:

Zmiana pozycji i angażowanie się w ruch może pomóc zmniejszyć nacisk na niektóre obszary ciała, ułatwić postęp porodu i zapewnić komfort podczas skurczów.

o   *Zalety:* Ruch i pozycjonowanie oferują elastyczność i swobodę, aby znaleźć to, co działa najlepiej dla Ciebie podczas porodu. Mogą pomóc złagodzić dyskomfort, promować optymalne ułożenie płodu i poprawić krążenie.

o   *Wady:* Ograniczona mobilność spowodowana interwencjami medycznymi lub monitorowaniem może ograniczać opcje ruchu. Niektóre pozycje mogą być niewygodne lub niepraktyczne przez dłuższy czas.

Masaż:

Delikatny masaż wykonywany przez partnera lub doulę może przynieść ulgę w napięciu mięśni, sprzyjać relaksacji i poprawić samopoczucie podczas porodu.

- o   *Zalety:* Masaż oferuje fizyczne i emocjonalne wsparcie, redukuje hormony stresu i zapewnia komfort podczas porodu. Może pomóc złagodzić ból pleców, napięcie ramion i ogólny dyskomfort.
- o   *Wady:* Skuteczność masażu może się różnić w zależności od poziomu umiejętności masażysty i indywidualnych preferencji. U niektórych kobiet masaż może nie przynieść wystarczającej ulgi w bólu.

Terapia ciepłą wodą:

Zanurzenie w ciepłej wodzie może zmniejszyć odczuwanie bólu, sprzyjać relaksacji i ułatwiać postęp porodu. Zapewnia kojące i komfortowe środowisko do porodu.

- o   *Zalety:* Terapia ciepłą wodą zapewnia naturalną ulgę w bólu, wspomaga pływalność i nieważkość oraz poprawia relaksację. Może złagodzić napięcie

mięśni, zmniejszyć stres i promować
pozytywne doświadczenia porodowe.

o   *Wady:* Dostęp do basenu porodowego lub
    wanny może być ograniczony w
    niektórych placówkach opieki zdrowotnej.
    Temperatura wody musi być dokładnie
    monitorowana, aby zapewnić
    bezpieczeństwo zarówno matce, jak i
    dziecku.

Wizualizacja i obrazowanie z przewodnikiem:

Techniki wizualizacji mogą odwrócić uwagę od bólu
porodowego, zmniejszyć niepokój i wzmocnić
poczucie siły i kontroli. Mogą one stworzyć
pozytywną i spokojną przestrzeń mentalną podczas
porodu.

o   *Zalety:* Ćwiczenia wizualizacyjne są
    dostępne i konfigurowalne, umożliwiając
    stworzenie mentalnego sanktuarium
    podczas porodu. Promują relaksację,
    obniżają poziom hormonów stresu i
    zwiększają poczucie pewności siebie i
    spokoju.
o   *Wady:* Techniki wizualizacji mogą
    wymagać praktyki, aby były skuteczne i
    mogą nie działać dla wszystkich. Mogą być
    mniej skuteczne podczas intensywnych
    skurczów lub trudnych okoliczności
    porodowych.

Akupresura i akupunktura:

Akupresura i akupunktura mogą stymulować uwalnianie endorfin, zmniejszać odczuwanie bólu i promować relaksację podczas porodu. Są nieinwazyjne i mogą być dostosowane do indywidualnych potrzeb.

o   *Zalety:* Akupresura i akupunktura oferują naturalną ulgę w bólu, stymulują przepływ energii i wspierają ogólne samopoczucie podczas porodu. Mogą złagodzić określone dolegliwości, takie jak ból pleców lub ucisk miednicy.

o   *Wady:* Dostęp do wyszkolonych praktyków może być ograniczony, a skuteczność tych technik może się różnić w zależności od osoby. Niektóre kobiety mogą wahać się przed igłami lub odczuwać dyskomfort.

Świadectwa kobiet, które stosowały różne techniki radzenia sobie z bólem:

Techniki oddechowe:

o   "Podczas porodu odkryłam, że ćwiczenie technik oddechowych naprawdę pomogło mi zachować koncentrację i spokój. Biorąc powolne, głębokie oddechy, byłam w stanie kontrolować intensywność każdego skurczu i zachować poczucie kontroli podczas całego procesu". - Emily

Ruch i pozycjonowanie:

o   "Próbowałam różnych pozycji podczas porodu, aby znaleźć najlepszą dla siebie. Chodzenie, kołysanie się i korzystanie z piłki porodowej pomogło mi poradzić sobie z bólem i znaleźć ulgę. Możliwość swobodnego poruszania się znacząco wpłynęła na mój ogólny komfort". - Sarah

Masaż:

o   "Masaż wykonywany przez mojego partnera podczas porodu był niesamowicie kojący. Delikatny nacisk i rytmiczne ruchy pomogły mi się zrelaksować i poradzić sobie z dyskomfortem związanym ze skurczami. Zapewniło to bardzo potrzebne wsparcie fizyczne i emocjonalne". - Jessica

Terapia ciepłą wodą:

o   "Przebywanie w wannie porodowej przyniosło natychmiastową ulgę od intensywności skurczów porodowych.

Ciepła woda pomogła mi rozluźnić mięśnie i zmniejszyła nacisk na moje ciało. Stworzyło to spokojne i uspokajające środowisko do porodu". - Rachel

Wizualizacja i obrazowanie z przewodnikiem:

o   "Wizualizowanie siebie w spokojnym miejscu, takim jak cichy ogród, pomogło mi poradzić sobie z bólem porodowym. Wyobrażałam sobie każdy skurcz jako falę, którą mogłam z łatwością pokonać. Pozwoliło mi to zachować koncentrację i pozytywne nastawienie". - Megan

Akupresura i akupunktura:

o   "Początkowo wahałam się, czy spróbować akupunktury podczas porodu, ale bardzo się cieszę, że to zrobiłam. Zabiegi akupunktury pomogły mi opanować ból i zrelaksować się podczas porodu. Był to naturalny i skuteczny sposób na złagodzenie dyskomfortu". - Lauren

Te referencje dostarczają relacji z pierwszej ręki o tym, jak różne techniki radzenia sobie z bólem pomogły kobietom poradzić sobie z wyzwaniami porodu. Doświadczenie każdej kobiety jest wyjątkowe, co podkreśla znaczenie zbadania różnych opcji i znalezienia tego, co najlepiej odpowiada indywidualnym potrzebom i preferencjom.

Podkreślenie znaczenia wcześniejszego omówienia preferencji dotyczących leczenia bólu z pracownikami służby zdrowia:

Omówienie preferencji dotyczących leczenia bólu z lekarzem przed rozpoczęciem porodu ma zasadnicze znaczenie dla zapewnienia, że Twoje potrzeby i życzenia zostaną zrozumiane i uszanowane podczas porodu. Oto dlaczego ważne jest, aby przeprowadzić te rozmowy z wyprzedzeniem:

- **Spersonalizowana opieka:** Każda kobieta doświadcza porodu inaczej, a to, co działa dla jednej, może nie działać dla innej. Omawiając swoje preferencje dotyczące leczenia bólu z lekarzem, możesz otrzymać spersonalizowane zalecenia dostosowane do Twoich unikalnych potrzeb i okoliczności.
- **Podejmowanie świadomych decyzji:** Zrozumienie wszystkich opcji leczenia bólu pozwala na podejmowanie świadomych decyzji dotyczących opieki. Twój lekarz może wyjaśnić korzyści, ryzyko i alternatywy dla każdej metody,

umożliwiając Ci dokonywanie wyborów zgodnych z Twoimi wartościami i preferencjami.

- o **Bezpieczeństwo i skuteczność:** Niektóre techniki leczenia bólu mogą nie być odpowiednie dla każdego lub mogą mieć przeciwwskazania w oparciu o historię medyczną lub obecny stan zdrowia. Twój lekarz może ocenić indywidualne czynniki ryzyka i upewnić się, że wybrane metody łagodzenia bólu są bezpieczne i skuteczne dla Ciebie i Twojego dziecka.
- o **Koordynacja opieki:** Omówienie preferencji dotyczących leczenia bólu z lekarzem umożliwia mu skuteczną koordynację opieki. Może on przekazać Twoje życzenia innym członkom zespołu opieki zdrowotnej i upewnić się, że wybrane przez Ciebie metody są zintegrowane z planem porodu i zarządzaniem porodem.
- o **Przewidywanie wyzwań:** Poród może być nieprzewidywalny i mogą pojawić się nieprzewidziane okoliczności, które wymagają dostosowania planu leczenia bólu. Omawiając swoje preferencje z wyprzedzeniem, możesz przewidzieć potencjalne wyzwania i opracować plany awaryjne, aby proaktywnie im sprostać.
- o **Wsparcie i rzecznictwo:** Twój lekarz jest Twoim rzecznikiem i partnerem podczas

porodu. Otwarcie komunikując swoje preferencje dotyczące leczenia bólu, możesz czuć się wspierana i upoważniona do promowania rodzaju opieki, jakiej pragniesz podczas porodu. Twój lekarz może współpracować z Tobą, aby zapewnić, że Twoje potrzeby zostaną spełnione najlepiej jak to możliwe.

- **Zmniejszony stres i niepokój:** Świadomość, że Twoje preferencje dotyczące zarządzania bólem zostały omówione i zrozumiane, może pomóc złagodzić stres i niepokój przed porodem. Możesz podejść do porodu z większą pewnością siebie i spokojem, wiedząc, że masz plan skutecznego radzenia sobie z bólem.

Podsumowując, omówienie z wyprzedzeniem swoich preferencji dotyczących leczenia bólu z lekarzem jest kluczowym krokiem w przygotowaniach do porodu. Promuje spersonalizowaną opiekę, świadome podejmowanie decyzji i skuteczną koordynację opieki, ostatecznie przyczyniając się do pozytywnego i wzmacniającego doświadczenia porodowego dla Ciebie i Twojego dziecka.

Część zeszytu ćwiczeń: Ćwiczenia refleksyjne na temat opcji radzenia sobie z bólem podczas porodu

W tej części zeszytu ćwiczeń będziesz wykonywać ćwiczenia refleksyjne, które pomogą Ci poznać Twoje preferencje, wartości i priorytety dotyczące leczenia bólu podczas porodu. Poświęć czas na wykonanie każdego ćwiczenia w sposób przemyślany i szczery, ponieważ pomoże ci to w podejmowaniu świadomych decyzji dotyczących porodu.

Ćwiczenie 1: Poznaj swoje postrzeganie bólu

Zastanów się nad swoim obecnym postrzeganiem i postawami wobec bólu. Rozważ następujące pytania:

Jak zazwyczaj radzisz sobie z dyskomfortem lub bólem w codziennym życiu?

____

____

____

____

____

Jakie są Twoje lęki lub obawy związane z odczuwaniem bólu podczas porodu?

____

____

____

____

____

Jakich strategii lub technik używałaś w przeszłości

do radzenia sobie z bólem i na ile były one
skuteczne?

____

____

____

____

____

**Ćwiczenie 2: Identyfikacja środków zapewniających
komfort** Pomyśl o rodzajach działań lub
interwencji, które zazwyczaj pomagają ci czuć się
bardziej komfortowo i zrelaksowanym. Rozważ
następujące wskazówki:

Jakie czynności fizyczne lub ruchy są dla Ciebie
kojące lub pocieszające?

____

____

____

____

____

Czy istnieją konkretne techniki relaksacyjne, takie
jak głębokie oddychanie lub wizualizacja, które
rezonują z tobą?

____

____

____

____

Czy masz pozytywne doświadczenia z terapiami
alternatywnymi, takimi jak masaż lub akupunktura,
w celu złagodzenia bólu?

**Ćwiczenie 3: Rozważenie swoich preferencji
dotyczących leczenia bólu** Zbadaj swoje preferencje
i priorytety dotyczące leczenia bólu podczas
porodu. Zastanów się nad następującymi
pytaniami:

Jakie są Twoje główne cele lub pragnienia
dotyczące łagodzenia bólu podczas porodu?

Czy istnieją konkretne opcje leczenia bólu, którymi
jesteś szczególnie zainteresowany?

____

____

____

____

Jak ważna jest dla Ciebie elastyczność i dostępne
opcje radzenia sobie z bólem podczas porodu?

____

____

____

____

____

Ćwiczenie 4: Ocena systemu wsparcia Oceń system
wsparcia dostępny dla Ciebie podczas porodu i
połogu. Weź pod uwagę następujące aspekty:

Kto będzie obecny, aby wspierać Cię podczas
porodu (np. partner, członek rodziny)?

____

____

____

____

____

Jaka jest wiedza i wsparcie wybranych przez Ciebie
osób wspierających w zakresie Twoich preferencji
dotyczących leczenia bólu?

____

____

____

____

____

Czy istnieją dodatkowe zasoby lub sieci wsparcia, do których można uzyskać dostęp w celu uzyskania wskazówek i pomocy podczas porodu?

Ćwiczenie 5: Refleksja nad procesem podejmowania decyzji Zastanów się nad czynnikami wpływającymi na Twój proces podejmowania decyzji dotyczących leczenia bólu podczas porodu. Rozważ następujące podpowiedzi:

Z jakich informacji lub zasobów korzystałeś, aby dowiedzieć się o różnych opcjach leczenia bólu?

Jak dużą wagę przywiązujesz do porad medycznych i zaleceń lekarzy?

____

____

____

____

____

Czy istnieją osobiste wartości lub przekonania
kierujące Twoimi preferencjami dotyczącymi
leczenia bólu podczas porodu?

____

____

____

____

____

**Ćwiczenie 6: Tworzenie planu radzenia sobie z
bólem** W oparciu o refleksje i spostrzeżenia z
poprzednich ćwiczeń, nakreśl swój plan radzenia
sobie z bólem podczas porodu. Weź pod uwagę
następujące elementy:

Preferowane opcje leczenia bólu, uszeregowane
według ważności

____

____

____

____

____

Strategie komunikowania swoich preferencji
lekarzowi i zespołowi wspierającemu poród

Plany awaryjne lub alternatywne podejścia na
wypadek, gdyby początkowe preferencje okazały
się niewykonalne lub nieskuteczne.

Wykonując te refleksyjne ćwiczenia, zyskasz
jasność i pewność co do swoich preferencji i
priorytetów w zakresie leczenia bólu podczas
porodu. Twój spersonalizowany plan leczenia bólu
posłuży jako cenne narzędzie do kierowania
dyskusjami z lekarzem i zapewnienia, że Twoje
potrzeby zostaną spełnione podczas porodu.

**Lista kontrolna: Ocena gotowości do omówienia
opcji leczenia bólu z pracownikami służby zdrowia**

Skorzystaj z tej listy kontrolnej, aby ocenić swoją gotowość do omówienia opcji leczenia bólu z lekarzem:

o   Czy zapoznałaś się z różnymi technikami radzenia sobie z bólem i opcjami dostępnymi podczas porodu?

o   Czy rozważyłaś swoje osobiste preferencje, wartości i priorytety dotyczące łagodzenia bólu podczas porodu?

o   Czy omówiłaś swoje preferencje dotyczące leczenia bólu z partnerem, członkami rodziny lub zespołem wspierającym poród?

o   Czy jesteś świadoma wszelkich schorzeń lub czynników, które mogą mieć wpływ na wybór opcji leczenia bólu?

o   Czy przeanalizowałaś swój plan porodu lub preferencje dotyczące porodu, w tym pożądane strategie leczenia bólu?

o   Czy przygotowałaś listę pytań lub wątpliwości do omówienia z lekarzem na temat leczenia bólu?

o   Czy znasz korzyści, zagrożenia i alternatywy dla różnych metod leczenia bólu?

o   Czy rozważyłaś swoje preferencje dotyczące leczenia bólu w różnych scenariuszach, takich jak poród naturalny, indukcja porodu lub cesarskie cięcie?

o   Czy jesteś otwarta na zbadanie różnych opcji leczenia bólu i zachowanie elastyczności podczas porodu?

o   Czy zidentyfikowałaś konkretne potrzeby wsparcia lub zasoby, których możesz potrzebować, aby skutecznie radzić sobie z bólem podczas porodu?

Wypełniając tę listę kontrolną, możesz upewnić się, że jesteś dobrze przygotowana do przeprowadzenia rzeczowej i świadomej dyskusji z lekarzem na temat opcji leczenia bólu podczas porodu. Pamiętaj, aby bronić swoich preferencji i aktywnie uczestniczyć w procesie podejmowania decyzji, aby uzyskać doświadczenie porodu, które jest zgodne z Twoimi potrzebami i preferencjami.

Rola partnera podczas porodu i narodzin

Omówienie ważnej roli partnerów

Obecność i aktywne zaangażowanie partnera może znacząco wpłynąć na doświadczenie porodu dla rodzącej matki. Partnerzy odgrywają kluczową rolę w zapewnianiu fizycznego, emocjonalnego i praktycznego wsparcia podczas porodu. W tej sekcji zbadamy znaczenie roli partnera i sposób, w

jaki może on przyczynić się do pozytywnego
doświadczenia porodowego.

Zrozumienie roli partnera:

- **Wsparcie fizyczne:** Partnerzy mogą
  oferować fizyczny komfort i pomoc
  podczas porodu, zapewniając masaże,
  pomagając w pozycjonowaniu i poruszaniu
  się oraz oferując fizyczne wsparcie
  podczas skurczów. Proste gesty, takie jak
  trzymanie się za ręce, stosowanie
  przeciwciśnienia lub oferowanie
  uspokajającego dotyku, mogą znacząco
  wpłynąć na poziom komfortu matki.
- **Wsparcie emocjonalne:** Poród może być
  intensywnym i emocjonalnym
  doświadczeniem zarówno dla matki, jak i
  jej partnera. Partnerzy mogą oferować
  wsparcie emocjonalne, zapewniając
  otuchę, zachętę i pozytywne afirmacje
  podczas porodu. Ich obecność może
  pomóc matce poczuć się bezpieczną,
  kochaną i wzmocnioną podczas
  pokonywania wyzwań związanych z
  porodem.
- **Rzecznictwo:** Partnerzy służą jako
  rzecznicy rodzącej matki, zapewniając, że
  jej preferencje i życzenia są przekazywane
  i szanowane przez świadczeniodawców
  opieki zdrowotnej. Mogą pomóc w

ułatwieniu komunikacji między matką a zespołem porodowym, zadawać pytania i zapewniać wkład w procesy decyzyjne.

- **Informacja i edukacja:** Partnerzy mogą odegrać istotną rolę w edukacji i przygotowaniu do porodu, uczęszczając na zajęcia prenatalne, czytając odpowiednią literaturę i zapoznając się z procesem porodu i narodzin. Uzbrojeni w wiedzę i informacje partnerzy mogą zapewnić matce cenne wsparcie i wskazówki podczas porodu.

- **Praktyczna pomoc:** Oprócz wsparcia emocjonalnego i fizycznego, partnerzy mogą pomóc w praktycznych zadaniach, takich jak pakowanie torby do szpitala, organizowanie transportu do ośrodka porodowego i zapewnienie, że środowisko porodowe jest wygodne i sprzyja relaksowi.

- **Bonding and Connection:** Poród i narodziny to głębokie doświadczenia, które mogą pogłębić więź między partnerami i wzmocnić ich związek jako pary. Partnerzy mogą aktywnie uczestniczyć w procesie narodzin, pozostając zaangażowani, zaangażowani i obecni podczas porodu, wspierając poczucie intymności i bliskości.

Wnioski:

Partnerzy odgrywają integralną rolę we wspieraniu rodzącej matki podczas porodu, oferując fizyczny komfort, emocjonalne wsparcie, rzecznictwo i praktyczną pomoc. Ich obecność i aktywne zaangażowanie może zwiększyć poczucie bezpieczeństwa, wzmocnienia i dobrego samopoczucia matki, przyczyniając się do pozytywnego i satysfakcjonującego doświadczenia porodowego dla obojga partnerów. W poniższych sekcjach przeanalizujemy konkretne strategie i techniki, które partnerzy mogą zastosować, aby zapewnić skuteczne wsparcie podczas porodu.

Wskazówki dla partnerów dotyczące zapewniania emocjonalnego i fizycznego wsparcia podczas porodu:

- **Pozostań spokojny i uspokajający:** Zachowaj spokojną i opanowaną postawę, aby pomóc uspokoić rodzącą matkę. Twoja spokojna obecność może mieć kojący wpływ i pomóc jej poczuć się bardziej zrelaksowaną i pewną siebie.
- **Oferuj ciągłą zachętę:** Zapewniaj słowa zachęty i wsparcia podczas całego porodu. Proste zwroty, takie jak "Świetnie sobie radzisz" lub "Jesteś taka silna" mogą zwiększyć jej pewność siebie i morale.
- **Aktywne słuchanie:** Bądź uważnym słuchaczem i empatycznie reaguj na

potrzeby i obawy matki. Potwierdź jej uczucia i emocje oraz zaoferuj współczucie w chwilach frustracji lub dyskomfortu.

- **Praktykuj skuteczną komunikację:** Komunikuj się otwarcie i skutecznie z matką i zespołem medycznym. Popieraj jej preferencje i życzenia oraz przekazuj personelowi medycznemu wszelkie pytania i wątpliwości.

- **Zapewnij fizyczne środki komfortu:** Zaoferuj fizyczne wsparcie i środki komfortu, aby złagodzić dyskomfort matki podczas skurczów. Może to obejmować masaż, stosowanie przeciwciśnienia na plecach lub pomoc w zmianie pozycji.

- **Zachęcaj do stosowania technik relaksacyjnych:** Zachęcaj matkę do praktykowania technik relaksacyjnych, takich jak głębokie oddychanie, wizualizacja lub wyobrażenia z przewodnikiem. Oferuj delikatne przypomnienia, aby pomóc jej pozostać skupioną i zrelaksowaną podczas skurczów.

- **Stwórz relaksujące otoczenie:** Pomóż stworzyć spokojne i ciche otoczenie w przestrzeni porodowej. Dostosuj oświetlenie, odtwarzaj kojącą muzykę i zapewnij pocieszające akcenty, aby pomóc matce poczuć się bardziej swobodnie.

- **Pozostań nawodniona i odżywiona:** Pamiętaj, aby zadbać o własne potrzeby podczas porodu, pozostając nawodnioną i odżywioną. Miej pod ręką przekąski i wodę, aby utrzymać poziom energii i wytrzymałość.
- **Bądź elastyczny i dostosowuj się:** Poród może być nieprzewidywalny, a plany mogą wymagać zmiany. Pozostań elastyczny i dostosuj się do zmieniających się okoliczności i bądź przygotowany na oferowanie wsparcia w dowolny sposób.
- **Okazuj bezwarunkową miłość i wsparcie:** Przede wszystkim okazuj matce miłość i niezachwiane wsparcie przez cały okres porodu. Twoja obecność, troska i poświęcenie będą głęboko doceniane i cenione podczas tego transformującego doświadczenia.

Korzystając z tych wskazówek, partnerzy mogą odegrać istotną rolę w zapewnianiu emocjonalnego i fizycznego wsparcia rodzącej matce, pomagając jej w pokonywaniu wyzwań związanych z porodem z pewnością siebie, komfortem i siłą.

Wskazówki dotyczące promowania preferencji matki i komunikowania się z pracownikami służby zdrowia:

- **Znaj plan porodu:** Zapoznaj się z planem porodu matki, w tym z jej preferencjami dotyczącymi porodu i narodzin. Zrozum jej życzenia dotyczące leczenia bólu, interwencji medycznych i wszelkich specjalnych względów, które określiła.

- **Utwórz otwartą komunikację:** Nawiąż otwartą i pełną szacunku komunikację z pracownikami służby zdrowia zaangażowanymi w poród. Przedstaw się i wyjaśnij, że jesteś tam, aby wspierać matkę i bronić jej preferencji.

- **Zadawaj pytania:** Nie wahaj się zadawać pytań lub szukać wyjaśnień dotyczących dowolnego aspektu procesu porodu. Upewnij się, że rozumiesz dostępne opcje i potencjalne konsekwencje różnych decyzji.

- **Wyrażaj obawy:** Jeśli matka wyraża obawy lub dyskomfort, przekaż te obawy świadczeniodawcom opieki zdrowotnej w spokojny i asertywny sposób. Popieraj interwencje lub dostosowania, które są zgodne z jej preferencjami i promują jej dobre samopoczucie.

- **Używaj stwierdzeń "ja":** Podczas komunikacji z pracownikami służby zdrowia używaj stwierdzeń "ja", aby wyrazić swoje obserwacje i obawy. Na przykład: "Zauważam, że skurcze stają się coraz silniejsze, a matka odczuwa większy dyskomfort. Czy możemy omówić opcje leczenia bólu?".

- **Podaj istotne informacje:** Podziel się istotnymi informacjami na temat historii medycznej matki, jej preferencji oraz wszelkich wcześniejszych dyskusji lub decyzji związanych z jej opieką. Może to pomóc pracownikom służby zdrowia w podejmowaniu świadomych decyzji i zapewnieniu dostosowanego wsparcia.
- **Współpraca oparta na szacunku:** Podejdź do interakcji z pracownikami służby zdrowia jako do wspólnego wysiłku w celu osiągnięcia jak najlepszych wyników dla matki i dziecka. Zachowaj postawę pełną szacunku i współpracy, nawet jeśli istnieją różnice w opiniach lub podejściu.
- **Wyjaśnij role:** Wyjaśnij role i obowiązki z zespołem opieki zdrowotnej, aby upewnić się, że wszyscy współpracują skutecznie. Wyjaśnij, że jesteś tam, aby wspierać życzenia matki i ułatwiać komunikację między nią a personelem medycznym.
- **Zachowaj spokój i koncentrację:** Zachowaj spokój i koncentrację podczas rozmów z pracownikami służby zdrowia, nawet w stresujących lub trudnych sytuacjach. Utrzymuj pozytywną i konstruktywną postawę, aby wspierać produktywną komunikację i rozwiązywanie problemów.

- **Dokumentuj dyskusje:** Śledź ważne dyskusje, decyzje i interwencje podczas porodu. Może to pomóc w zapewnieniu, że preferencje matki są szanowane i konsekwentnie przestrzegane przez cały proces porodu.

Opowiadając się za preferencjami matki i skutecznie komunikując się z pracownikami służby zdrowia, partnerzy mogą odegrać kluczową rolę w zapewnieniu, że doświadczenie porodowe jest zgodne z życzeniami matki i promuje jej dobre samopoczucie fizyczne i emocjonalne.

Sugestie dla partnerów dotyczące dbania o siebie podczas porodu:

- **Pozostań nawodniona i odżywiona:** Pamiętaj, aby priorytetowo traktować własne nawodnienie i odżywianie podczas porodu. Miej pod ręką wodę i przekąski, aby utrzymać poziom energii i wytrzymałość.
- **Rób przerwy w razie potrzeby:** Praca może być fizycznie i emocjonalnie wymagająca dla obojga partnerów. Nie wahaj się robić przerw, gdy jest to konieczne, aby odpocząć, zregenerować siły i zadbać o własne potrzeby.

- **Praktykuj techniki samoopieki:** Zaangażuj się w praktyki samoopieki, aby radzić sobie ze stresem i promować relaks podczas porodu. Może to obejmować ćwiczenia głębokiego oddychania, rozciąganie lub po prostu poświęcenie kilku chwil na skupienie się na własnym samopoczuciu.

- **Szukaj wsparcia u innych:** Sięgnij po członków rodziny, przyjaciół lub inne osoby wspierające, które mogą zapewnić pomoc i ulgę podczas porodu. Nie wahaj się prosić o pomoc, gdy jej potrzebujesz.

- **Komunikuj swoje potrzeby:** Popieraj własne potrzeby i preferencje wobec rodzącej matki i personelu medycznego. Poinformuj ich, jeśli potrzebujesz pomocy, przerwy lub dodatkowego wsparcia, aby skutecznie wypełniać swoją rolę partnera.

- **Ustal granice:** Ustal granice swojego zaangażowania w proces porodu i jasno je zakomunikuj matce i pracownikom służby zdrowia. Ważne jest, aby priorytetowo traktować własne dobre samopoczucie i komfort, jednocześnie zapewniając wsparcie rodzącej matce.

- **Bądź na bieżąco:** Bądź na bieżąco z postępami porodu i wszelkimi zmianami w planie porodu. Zadawaj pytania i szukaj wyjaśnień u pracowników służby zdrowia, aby upewnić się, że rozumiesz, co się dzieje i jak możesz najlepiej wspierać matkę.

- **Zaangażuj się w techniki relaksacyjne:** Ćwicz techniki relaksacyjne, aby radzić sobie ze stresem i niepokojem podczas porodu. Może to obejmować głębokie oddychanie, medytację uważności lub ćwiczenia wizualizacyjne.

- **Zadbaj o swój komfort fizyczny:** Zwróć uwagę na swój własny komfort fizyczny podczas porodu, w tym postawę, ustawienie miejsc siedzących i dostęp do udogodnień, takich jak toalety. Nadaj priorytet własnemu komfortowi, aby zachować zdolność do skutecznego wspierania matki.

- **Bądź dla siebie miły:** Pamiętaj, że podczas porodu możesz doświadczać szeregu emocji, w tym podekscytowania, niepokoju i wyczerpania. Bądź dla siebie miła i pamiętaj o ważnej roli, jaką odgrywasz we wspieraniu matki w tym transformującym doświadczeniu.

Podejmując proaktywne kroki w celu zadbania o siebie podczas porodu i narodzin, możesz upewnić się, że jesteś w stanie zapewnić skuteczne wsparcie rodzącej matce, jednocześnie zachowując własne dobre samopoczucie i komfort.

Część zeszytu ćwiczeń: Interaktywne ćwiczenia dotyczące roli partnera podczas porodu i połogu

W tej części zeszytu ćwiczeń wykonasz interaktywne ćwiczenia, które pomogą ci zbadać i przygotować się do roli partnera wspierającego podczas porodu. Poświęć czas na przemyślane wykonanie każdego ćwiczenia i zastanów się, w jaki sposób możesz najlepiej wspierać rodzącą matkę podczas tego transformującego doświadczenia.

Ćwiczenie 1: Refleksja nad swoją rolą Poświęć kilka chwil na zastanowienie się nad swoją rolą jako partnera podczas porodu. Rozważ następujące pytania:

Co oznacza dla ciebie bycie wspierającym partnerem?

____

____

____

____

____

Jakie mocne strony i cechy wnosisz do doświadczenia porodu?

____

____

____

____

Jak wyobrażasz sobie wspieranie rodzącej matki
podczas porodu?

Ćwiczenie 2: Identyfikacja strategii wsparcia Pomyśl
o różnych sposobach wspierania rodzącej matki
podczas porodu. Stwórz listę strategii wsparcia, w
tym emocjonalnych, fizycznych i praktycznych
środków wsparcia. Na przykład:

- Wsparcie emocjonalne: Oferowanie słów
  zachęty, otuchy i pocieszenia.
- Wsparcie fizyczne: Zapewnienie masażu,
  pomoc w zmianie pozycji oraz oferowanie
  nawodnienia i przekąsek.
- Wsparcie praktyczne: Popieranie
  preferencji matki, komunikowanie się z
  pracownikami służby zdrowia i
  zapewnianie komfortowego środowiska
  porodowego.

Ćwiczenie 3: Odgrywanie scenariuszy Zaangażuj się w odgrywanie ról, aby przećwiczyć różne scenariusze, które możesz napotkać podczas porodu. Odgrywaj sytuacje, w których matka doświadcza dyskomfortu, niepewności lub frustracji i ćwicz reagowanie z empatią, wsparciem i skuteczną komunikacją.

Ćwiczenie 4: Ćwiczenie umiejętności komunikacyjnych Ćwicz skuteczne umiejętności komunikacyjne, które pomogą ci bronić preferencji matki i komunikować się z pracownikami służby zdrowia. Odgrywaj rozmowy z pracownikami służby zdrowia, koncentrując się na wyrażaniu obaw, zadawaniu pytań i przekazywaniu życzeń matki z jasnością i pewnością siebie.

Ćwiczenie 5: Wizualizacja i afirmacje Zaangażuj się w ćwiczenia wizualizacyjne, aby mentalnie przygotować się do porodu. Zamknij oczy i wizualizuj siebie zapewniającego wsparcie rodzącej matce ze spokojem, pewnością siebie i współczuciem. Powtarzaj afirmacje, takie jak "Jestem wspierającym i zdolnym partnerem", aby wzmocnić pozytywne przekonania na temat swojej roli.

Ćwiczenie 6: Tworzenie planu wsparcia W oparciu o swoje refleksje i spostrzeżenia z ćwiczeń, stwórz plan wsparcia określający, w jaki sposób będziesz wspierać rodzącą matkę podczas porodu.

Uwzględnij konkretne strategie, techniki i podejścia komunikacyjne, które wykorzystasz, aby zapewnić skuteczne wsparcie.

Wykonując te interaktywne ćwiczenia, zyskasz głębsze zrozumienie swojej roli jako wspierającego partnera podczas porodu. Rozwiniesz praktyczne umiejętności i strategie, aby skutecznie wspierać rodzącą matkę i przyczynić się do pozytywnego i wzmacniającego doświadczenia porodowego dla was obojga.

Lista kontrolna dla partnerów: Zapewnienie gotowości do skutecznego wspierania rodzącej matki

Skorzystaj z tej listy kontrolnej, aby upewnić się, że jesteś w pełni przygotowany do wspierania rodzącej matki podczas porodu:

- **Wykształcenie w zakresie porodu i narodzin:** Czy uczestniczyłeś w zajęciach lub warsztatach edukacyjnych dotyczących porodu, aby dowiedzieć się o etapach porodu, możliwościach radzenia sobie z bólem i procesie narodzin?
- **Zrozumienie planu porodu:** Czy rozumiesz preferencje i życzenia matki określone w jej planie porodu, w tym pożądane strategie radzenia sobie z bólem, preferencje dotyczące środowiska porodowego i wszelkie konkretne prośby?

- **Umiejętności komunikacyjne:** Czy posiadasz skuteczne umiejętności komunikacyjne, aby bronić preferencji matki i komunikować się z pracownikami służby zdrowia podczas porodu?
- **Wsparcie emocjonalne:** Czy istnieją strategie zapewniające wsparcie emocjonalne rodzącej matce, w tym słowa zachęty, otuchy i aktywnego słuchania?
- **Fizyczne środki komfortu:** Czy jesteś przygotowany do zapewnienia matce fizycznych środków komfortu, takich jak masaż, zmiana pozycji i pomoc w technikach relaksacyjnych?
- **Umiejętności rzecznicze:** Czy czujesz się pewnie, opowiadając się za preferencjami matki i upewniając się, że jej głos jest słyszany przez pracowników służby zdrowia?
- **Znajomość technik radzenia sobie z bólem:** Czy znasz różne techniki i strategie radzenia sobie z bólem, które mogą pomóc matce poradzić sobie z dyskomfortem porodowym?
- **Plan wsparcia:** Czy opracowałeś plan wsparcia określający, w jaki sposób będziesz pomagać matce podczas porodu, w tym konkretne role, obowiązki i plany awaryjne?
- **Strategie samoopieki:** Czy określono strategie samoopieki w celu utrzymania

dobrego samopoczucia i wytrzymałości podczas porodu, w tym nawodnienia, odżywiania i przerw na odpoczynek?
- **Elastyczność i zdolność adaptacji:** Czy jesteś przygotowana, aby pozostać elastyczną i dostosowywać się do zmieniających się potrzeb i okoliczności porodu, dostosowując swoje podejście do wsparcia w razie potrzeby?
- **Znajomość procedur medycznych:** Czy rozumiesz powszechne procedury medyczne i interwencje, które mogą być stosowane podczas porodu, a także ich potencjalne korzyści i ryzyko?
- **Pewność siebie i wsparcie:** Czy czujesz się pewnie w swojej zdolności do skutecznego wspierania rodzącej matki i czy masz sieć wsparcia, aby zapewnić pomoc w razie potrzeby?

Wypełniając tę listę kontrolną, możesz upewnić się, że jesteś dobrze przygotowany i wyposażony, aby zapewnić skuteczne wsparcie rodzącej matce podczas porodu. Twoja obecność, wsparcie i opieka będą nieocenione w pomaganiu jej w pokonywaniu wyzwań i radości związanych z porodem.

Zakończenie

Zbliżając się do końca tej książki, ważne jest, aby zastanowić się nad podróżą, którą odbyliśmy razem, przygotowując się do porodu. W tych rozdziałach zagłębiliśmy się w kluczowe aspekty przygotowania do porodu, od zrozumienia etapów porodu po stworzenie planu porodu, zbadanie opcji radzenia sobie z bólem i uznanie istotnej roli partnerów w procesie porodu.

Podsumowanie kluczowych punktów:

- Zyskałyśmy kompleksowe zrozumienie etapów porodu, co pozwala nam poruszać się po procesie porodu z wiedzą i pewnością siebie.
- Tworząc plan porodu, wyraziliśmy nasze preferencje i pragnienia dotyczące porodu i narodzin, zapewniając, że nasze głosy zostaną wysłuchane i uszanowane przez pracowników służby zdrowia.
- Poznanie szeregu opcji leczenia bólu wyposażyło nas w narzędzia i strategie radzenia sobie z dyskomfortem porodowym i promowania pozytywnych doświadczeń porodowych.
- Uznanie nieocenionego wsparcia partnerów podkreśliło znaczenie ich obecności, wsparcia i opieki podczas porodu i narodzin.

Zachęta dla czytelniczek: Przygotowując się do porodu, zachęcam do dalszego poszukiwania informacji i wsparcia. Bądź ciekawa, zadawaj pytania i odkrywaj zasoby, które do Ciebie przemawiają. Zaufaj swojemu instynktowi i pamiętaj, że jesteś zdolna, odporna i zasługujesz na pozytywne doświadczenia porodowe.

Przypomnienie o wzmocnieniu pozycji poprzez przygotowanie: Podczas gdy perspektywa porodu i narodzin może wywoływać szereg emocji, pamiętaj, że bycie poinformowanym i przygotowanym może pomóc ci stawić czoła temu transformującemu doświadczeniu z siłą i odpornością. Zaufaj wrodzonej mądrości swojego ciała, oprzyj się na swojej sieci wsparcia i wiedz, że masz wiedzę i zasoby, aby poruszać się po tej podróży z wdziękiem i pewnością siebie.

Rozpoczynając kolejny rozdział swojej podróży w ciąży, znajdź pocieszenie w świadomości, że jesteś wspierana, przygotowana i gotowa na przyjęcie cudu porodu. Niech twój poród i narodziny będą wypełnione miłością, radością i głębokim poczuciem wzmocnienia. Życzymy Ci bezpiecznego i niezapomnianego porodu, podczas którego powitasz na świecie swoje cenne maleństwo.

INTOLÉRANCE À L'HISTAMINE

LISTE DES ALIMENTS

Les choses à faire et à ne pas faire

Claudia Adkins